3분만
바라보면
눈이
젊어진다

노벨상으로 증명된 '가보르 아이' 업그레이드 완전판

히라마쓰 루이 지음
김윤희 옮김

3분만 바라보면 눈이 젊어진다

쌤앤파커스

일러두기

이 책은 일반적인 건강 상식을 담은 책입니다. 치료가 필요한 질환이나 지병
이 있으신 분들은 먼저 주치의와 상담해보세요. 효과는 개인차가 있을 수 있
으며, 몸에 불편함이 느껴진다면 즉시 멈추시길 바랍니다.

그림 몇 개만 바라보면
눈이 젊어진다고?

　그림 몇 개 본다고 시력이 좋아진다니, 의아해하는 소리가 여기까지 들리는 것 같네요. **지금부터 바라보기만 해도 눈이 젊어지는 법을 알려드리겠습니다. 하루 3분씩 딱 1달이면 가능합니다. 그 비법은 바로 뇌를 단련하여 시력을 개선하는 '가보르 아이'입니다.**

　시력을 개선하고 싶다고 생각은 하지만, 막상 수술대에 오르려면 용기가 필요합니다. 하지만 이제는 굳이 수술하지 않고도 시력을 회복할 수 있습니다. 가보르 아이는 '가보르 패치'라는 특수 문양을 활용한 눈 트레이닝인데요. 미국 캘리포니아대학교를 비롯한 세계 유수의 권위 있는 연구기관에서 이미

과학적으로 효과가 입증됐습니다. 라식이나 렌즈 삽입술 등의 수술, 각막 굴절 교정술 렌즈 같은 치료는 당연히 필요 없고, 실패할 확률도 현저히 낮습니다. 이미 해외에서는 운동선수나 항공기 조종사 등의 훈련으로 많이 사용되고 있습니다.

이렇게 기적 같은 가보르 아이가 아직 한국에서는 생소합니다. 그래서 한 사람이라도 더 눈이 좋아졌으면 하는 마음으로 만든 책이 전작《3분만 바라보면 눈이 좋아진다》입니다. 감사하게도 많은 사랑을 받아 베스트셀러가 되었지만, 여러분들이 보내주시는 후기를 보고 깨달은 게 있습니다. 효과를 최대한으로 발휘하려면 요령이 필요하다는 사실입니다.

그 요령은 바로 올바른 응시입니다. 이 책은 '다른 그림 찾기' 방식을 사용하여, 누구나 제대로 바라볼 수 있도록 만들었습니다. 퍼즐 장인 기타무라 료코 작가의 도움을 받아 눈의 동선이나 응시 시간을 고려하여, 저절로 보고 싶어지도록 만드는 요소들을 곳곳에 숨겨두었습니다. 싫증을 잘 내는 분, 한 가지에 몰입하지 못하는 분, 퀴즈나 다른 그림 찾기에 전혀 관심이 없는 분도 흥미를 갖고 집중할 수 있습니다. 여태껏 가보르 아이에 큰 효과를 보지 못 했던 분들도 효과를 볼 수 있을 거라고 장담하지요.

혼자서는 물론이고, 자녀와 손주들까지 온 가족이 함께 즐길 수 있는 책입니다. 눈이 젊어져 여러분의 인생이 풍족해지는 데 도움이 된다면 그보다 더한 기쁨은 없을 겁니다. 모두에게 유익한 4주가 되기를 바랍니다.

— 히라마쓰 루이(안과 전문의, 의학 박사)

근시, 현대인의
실명 원인 5위

　나이가 들면 누구나 겪는 노안도, 공부나 스마트폰 때문에 생기는 근시도 이대로 손 놓고 있으면 안 된다고 생각만 하고 있지 않나요? 그런데 그거 아세요? 어쩌면 이런 방치가 더 위험할지도 모른다는 사실 말입니다.

　오스트레일리아의 근시 연구소에 따르면, 2050년 세계 근시 인구는 약 50억 명에 이를 거라고 합니다. 50억 명이면 무려 2050년 세계인구의 절반입니다. 심지어 그중 9억 3,800만 명은 실명의 위험이 있는 고도 근시입니다. 스마트폰, 컴퓨터, SNS, 재택근무, 야외활동 감소 등으로 현대인들의 생활 습관은 전례 없는 수준으로 눈 건강을 위협하고 있습니다.

근시 인구

2010년	19억 5,000만 명(세계인구의 28.3%)
2020년	26억 6,000만 명(세계인구의 34.0%)
2030년	33억 6,100만 명(세계인구의 39.9%)
2040년	40억 8,900만 명(세계인구의 45.2%)
2050년	47억 5,800만 명(세계인구의 49.8%)

실명 위험이 있는 고도 근시(시력 0.1 이하)

2010년	2억 7,700만 명(세계인구의 4.0%)
2020년	3억 9,900만 명(세계인구의 5.2%)
2030년	5억 1,700만 명(세계인구의 6.1%)
2040년	6억 9,600만 명(세계인구의 7.7%)
2050년	9억 3,800만 명(세계인구의 9.8%)

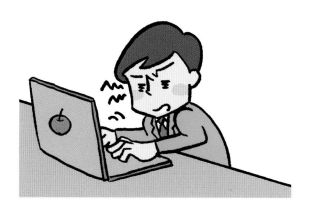

어떻게 '가보르 아이'로
눈이 젊어지는 걸까?

　사물을 보는 것은 눈과 뇌의 연계 활동으로 이루어집니다. 우리가 눈으로 사물을 보면, 망막은 그 시각정보를 전기적 신호로 변환하여 시신경을 통해 뇌의 시각야視覚野(대뇌 겉질 가운데서 시각과 직접 관계가 있는 부분)로 전달합니다. 이 시각야로 들어온 정보가 정상적으로 처리되었을 때 하나의 그림으로 인식됩니다. 그래서 시력에서는 눈뿐만 아니라 뇌도 중요합니다. 뇌경색이나 뇌진탕 등으로 뇌에 문제가 생기면, 시력이 순식간에 0.1까지 떨어지기도 하거든요. 반대로 뇌의 정보처리 기능이 향상되면 시력도 함께 회복됩니다.

가보르 아이는 시각야를 효율적으로 자극하여, 뇌의 처리 기능을 향상하는 방법입니다. 하루 3분씩만 꾸준히 훈련한다면, 시력 회복의 놀라운 효과를 기대해도 좋습니다. 라식이나 렌즈 삽입술 같은 수술에 의존하지 않고 시력을 되찾을 수 있는 유일한 방법이라고 확신합니다. 그뿐만 아니라 눈이 아닌 뇌에 작용하기 때문에 근시, 노안, 난시, 원시, 눈의 피로 등 눈에 관련된 그 어떤 증상에도 탁월한 효과가 있습니다.

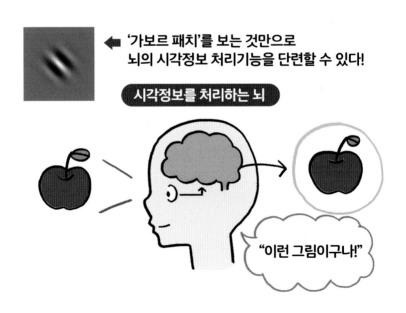

'가보르 패치'를 보는 것만으로
뇌의 시각정보 처리기능을 단련할 수 있다!

시각정보를 처리하는 뇌

"이런 그림이구나!"

개인마다 효과가
다른 이유는 무엇일까?

 "귀신같이 시력이 좋아졌어요!", "노안 진행이 멈춘 것 같아요!" 등 반가운 소식도 있지만, "크게 효과를 보지 못했어요."라는 안타까운 소식을 들을 때도 있습니다. 그래서 최대한 이런 개인차를 좁히고 싶다는 마음에서 탄생한 것이 이 책입니다.

 우선 효과를 보지 못했다는 분들은 두 가지 특징을 들 수 있습니다. 시력 0.1 이하의 고도 근시이거나 가보르 아이를 볼 때 뇌를 최대한 사용하지 않는 경우입니다. 이 책으로 트레이닝을 할 때는 뇌를 제대로 사용해야 합니다. 가보르 아이에서 사용하는 가보르 패치는, 노벨물리학상 수상자인 데니스 가보르 박사가 뇌의 시각야에 영향을 미칠 수 있도록 고안한 도형입니다. 열심히 따라 하기는 했는데 기대한 만큼 효과를 얻지 못했다는 분들은 뇌의 시각야를 최대한 활용하지 못했을 가능성이 큽니다.

시력 0.1 이하인 분들은 평소에도 뇌의 시각정보 처리기능을 풀가동 하지 않고 있을 가능성이 큽니다. 가보르 아이 그림은 보기만 해도 시각야가 자극받기 때문에, 뇌의 시각정보 처리기능 향상을 기대할 수 있습니다. 하지만 그냥 멍하니 보고만 있거나, 초점이 맞지 않으면 시각야가 충분히 자극을 받지 못합니다. 당연히 기대만큼의 효과를 볼 수 없겠지요. 최대한 집중하고 뇌를 활용하여 그림을 바라보는 것이 관건입니다.

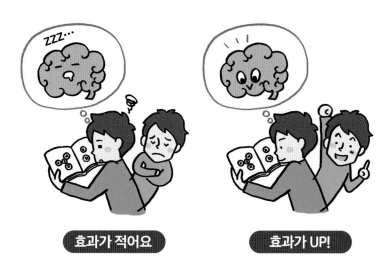

효과가 적어요   효과가 UP!

"그럼 어떻게 봐야 하지?" 이런 고민이 생겼을지도 모르겠습니다. 뇌를 최대한 활용해야 한다는 말의 뜻은 알겠지만, 의식적으로 뇌를 사용한다는 게 쉬운 일은 아닙니다. 뇌를 효과적으로 활용하려면 반드시 의식해서 바라봐야 합니다. 올바르게 바라보면 우리의 뇌는 자동으로 '지금 보고 있는 이미지를 좀 더 선명하게 수정해야지' 하는 의식이 가동되며 처리기능을 단련하기 때문입니다. 이것이 바로 가보르 아이를 통해 익힐 수 있는 뇌의 처리기능의 원리입니다.

줄무늬 모양이 다른 것을 찾아보세요!

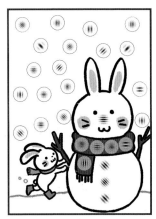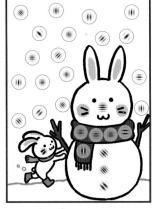

포토샵 같은 편집 프로그램을 떠올려보세요. 아무리 흐릿한 사진이라도 선명하게 편집할 수 있잖아요. 뇌에도 그런 자동수정 기능이 장착되어 있습니다. 올바르게 바라보면 자동으로 스위치가 켜지는 거죠.

그렇다면 올바르게 응시하기 위해서는 어떻게 해야 할까요? 가장 효과적인 방법이 바로 '다른 그림 찾기'입니다. 어디에 꼭꼭 숨어있는지 알 수 없는 서로 다른 그림을, 어딘가에 있을 거라고 믿고 끊임없이 찾는 과정 자체가 질 높고 제대로 된 응시입니다. 남녀노소 가릴 것 없이 놀이 삼아 즐기면서 자신의 뇌를 최대한 활용할 수 있는 비법인 셈입니다.

그렇다고 다른 그림 찾기의 결과에 일희일비할 필요는 없습니다. 솔직히 굳이 정답을 찾지 못해도 상관없습니다. 중요한 것은 다른 곳을 찾아내려 하는 과정이거든요!

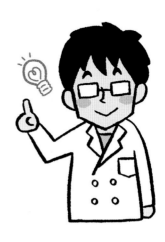

독자들의 놀라운 후기

2주 만에 효과를 실감했어요!
안경 없이는 읽을 수 없던 안내문도 보여요!
- D(40대 남성)

안경을 안 끼면 0.3 정도 되려나요? 20년 넘게 계속 안경을 꼈어요. 난시가 생겨서 그렇지 시력은 변함없었습니다. 그런데 가보르 아이를 시작하고 나서, 뿌옇게 보이던 시야가 조금씩 또렷해졌어요. 매주 주말 사우나에 가는데 안경을 벗으면 한 글자도 보이지 않던 안내문이 눈에 들어오더라고요. 단기간에 효과를 봤기 때문에 앞으로도 계속하려고 합니다.

초점이 잘 맞아요!
노안으로 자주 피로해지던 눈이 회복됐어요!
- M(50대 남성)

노안이 오면서 시력이 좌 0.8, 우 1.0으로 떨어졌는데, 이 책 덕분에 좌 1.0, 우 1.0까지 올라갔습니다. 수치로 보면 큰 변화가 아닐 수 있지만, 실생활에서 훨씬 초점이 잘 맞는 느낌이 들어요. 눈의 피로감도 많이 줄었습니다.

저녁이면 뿌예지던 게 개선됐어요!
장시간 컴퓨터로 작업해도 눈이 피로하지 않아요!
- L(40대 여성)

처음에는 다른 그림을 찾아내기도 힘들었어요. 그런데 계속하다 보니 서서히 눈에 들어오기 시작했고, 나중에는 하나하나 또렷하게 보이면서 다른 곳을 척척 찾아낼 수 있게 되더라고요. 평일에는 장시간 컴퓨터로 업무를 해야 해서 저녁만 되면 시야가 뿌옇게 되면서 잘 안 보이고, 어깨 뭉침도 심해서 애를 먹었습니다. 그런데 훈련을 시작하고 나서는 온종일 쾌적하게 지낼 수 있게 되었어요.

책을 덮고 나면 눈에 근육통이 느껴져요!
10일 정도 훈련했더니, 시력이 정말 좋아졌어요!
- H(30대 여성)

좌 0.5, 우 0.4였던 시력이, 좌 0.8, 우 0.5로 개선됐어요. 실제로 '가보르 아이'를 훈련할 때는 집중하느라 잘 몰랐는데, 책을 덮고 나면 눈에 근육통 같은 느낌이 들어요. 매일 스마트폰이나 컴퓨터 화면을 들여다보는 생활 습관을 굳이 바꾸지 않고 10일 정도 훈련을 했거든요? 그런데도 시력이 개선되는 것을 보고 깜짝 놀랐어요.

시력까진 생각 못 하고, 다른 그림 찾기에만 집중했는데 어느 순간 고개를 들었더니 시야가 선명했어요!

- M(20대 여성)

원래 시력이 0.1 이하였기 때문에 별다른 효과를 기대하지 않았어요. 눈의 피로에도 효과가 있다는 말을 듣고 속는 셈 치고 했거든요. 그런데 다른 그림 찾기가 생각보다 어렵더라고요. 시력 같은 건 까맣게 잊고 다른 곳 찾기에 빠져들었는데, 책에서 눈을 떼니 시야가 또렷하고 선명해져서 깜짝 놀랐어요. 자주 눈이 침침했던 이유가 눈의 피로 때문이었던 것 같아요. 노안으로 고생하시는 부모님께도 추천해야겠어요!

가보르 아이 실험 결과

2018년 사이노 쿠니사키 오미야 메디컬센터에서 14일 동안 실시한 연구 결과를 일부 발췌했습니다.

근시 개선 사례		before	after	개선도
27세 남성	좌	0.4	0.8	+0.4
	우	0.4	0.7	+0.3
29세 여성	좌	0.3	0.7	+0.4
	우	0.4	0.6	+0.2
37세 남성	좌	0.2	0.7	+0.5
	우	0.1	0.3	+0.2
46세 여성	좌	0.3	0.6	+0.3
	우	0.2	0.4	+0.2

노안 개선 사례		before	after	개선도
45세 여성	좌	0.5	0.7	+0.2
	우	0.5	0.5	—
48세 남성	좌	0.5	0.6	+0.1
	우	0.3	0.6	+0.3
53세 여성	좌	0.2	0.3	+0.1
	우	0.2	0.4	+0.2
57세 여성	좌	0.4	0.4	—
	우	0.5	0.6	+0.1

드디어 실전! '가보르 아이'를 해봐요!

POINT 1 밝은 장소에서, 책과의 거리는 30cm 이상 떨어지세요!

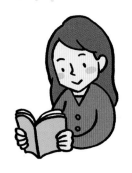

평소 책을 읽을 때와 비슷한 밝기에서 훈련하세요. 너무 어두우면 눈을 자꾸 책에 가까이 가져가게 되니 주의해야 합니다. 책과 눈의 거리는 30cm가 적당합니다. 너무 가까운 거리에서 계속 바라보다 보면 근시의 위험이 있습니다.

POINT 2 처음에는 하루 3분, 2주 동안 훈련하세요!

효과에 대한 확신이 없으면 지속하기 어렵습니다. 부록의 시력검사표로 셀프 측정을 하면서 동기부여를 받으세요. 지나친 의심보다는 편안하고 즐거운 마음으로, 하루 3분씩 가볍게 훈련하길 바랍니다.

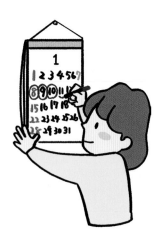

POINT 3 조용한 환경에서 진행하세요!

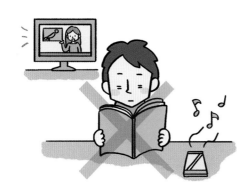

　　조용한 장소에서 책을 펼쳐주세요. 인간의 인지능력에는 한계가 있어서, 다른 자극이 있으면 산만해집니다. 배경음이나 소음 등이 없는 곳을 추천합니다. 시끄러운 환경에서는 뇌가 가보르 아이 처리에 집중할 수 없어요.

POINT 4 몸에 이상 증상이 느껴지면 즉시 멈추세요!

　　가보르 아이는 뇌를 단련하는 시력 개선법입니다. 뇌에 과부하가 걸리면 현기증이나 두통을 일으킬 수도 있습니다. 불편함을 느끼면 즉시 훈련을 멈추고 휴식을 취하세요.

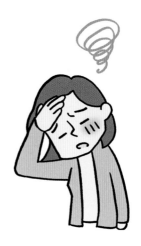

PART 1

가보르 아이
1주 차

DAY 1 ~ DAY 7

열쇠

줄무늬 모양이 다른 것을 2개 찾아보세요!

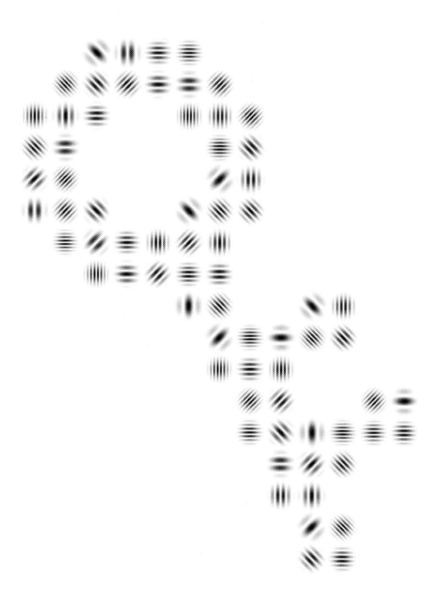

오리온 별자리

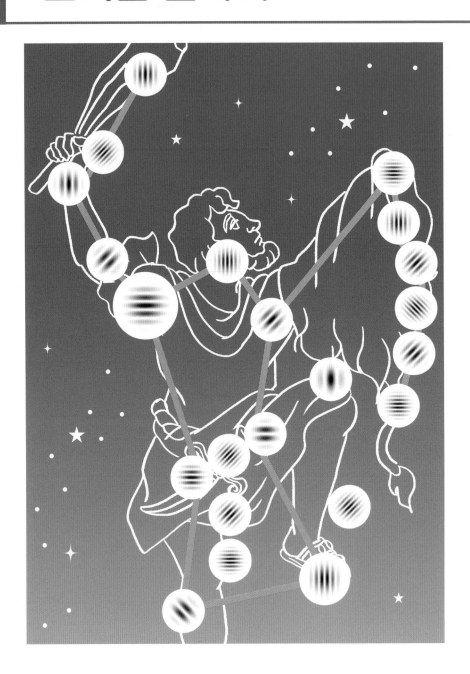

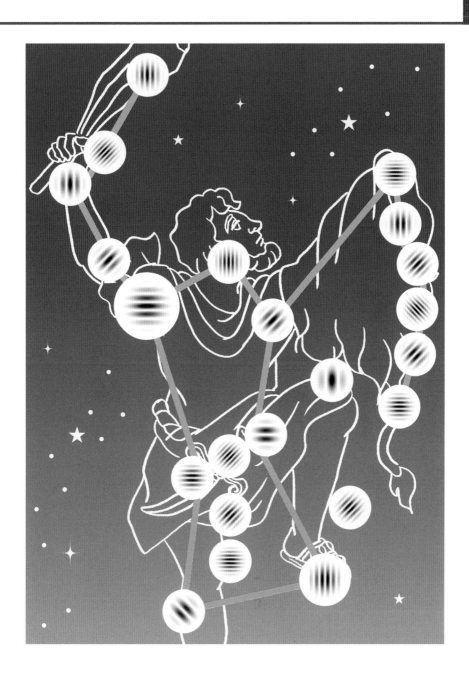

미로 탐험

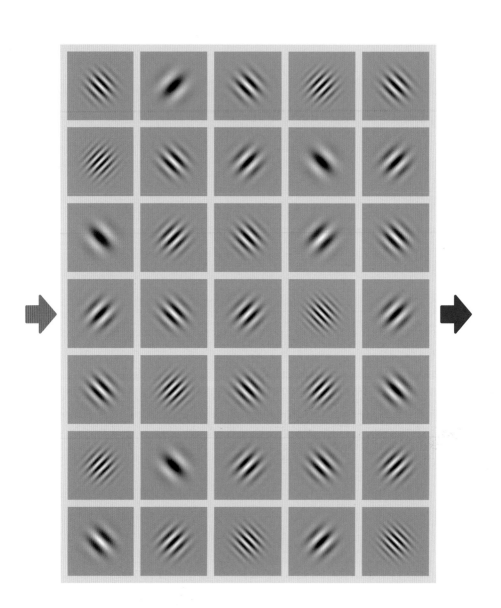

좌우 페이지의 줄무늬 모양이 다른 쪽으로만 이동할 수 있어요!
➡에서 출발해서 ➡로 도착하세요!

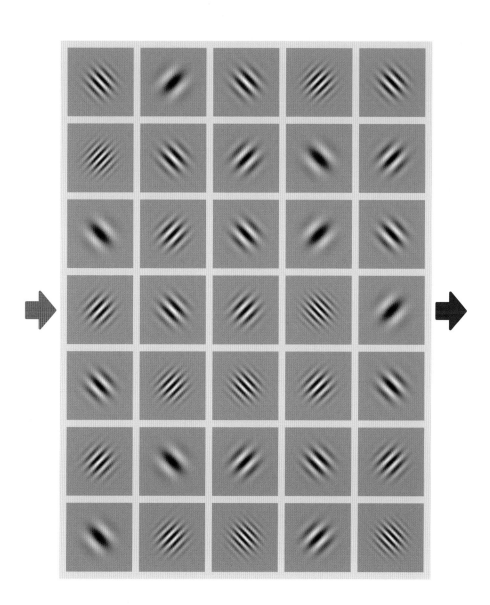

바나나

줄무늬 모양이 다른 것을 3개 찾아보세요!

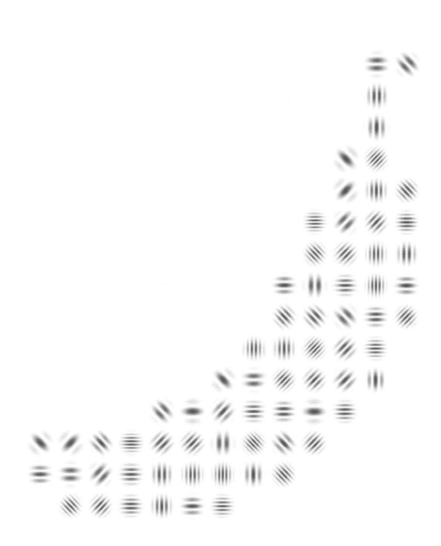

포도

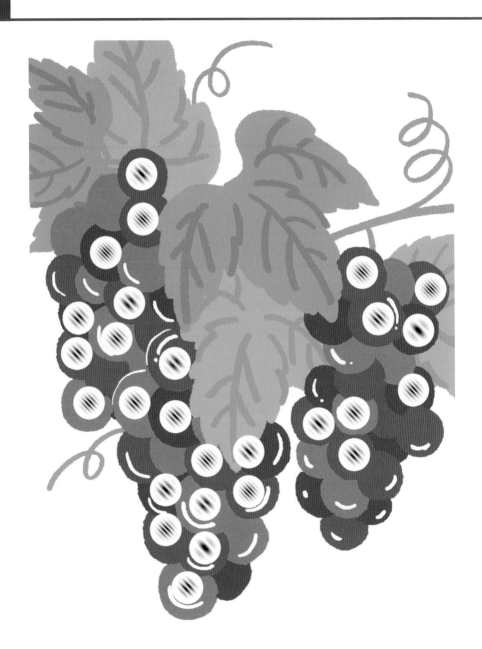

다른 것을 5개 찾아보세요!
이번에는 줄무늬 모양 말고도 다른 부분이 있습니다!

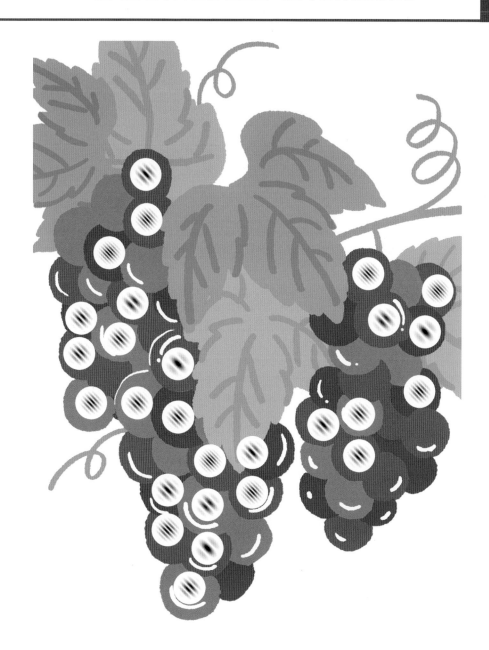

미로 탐험

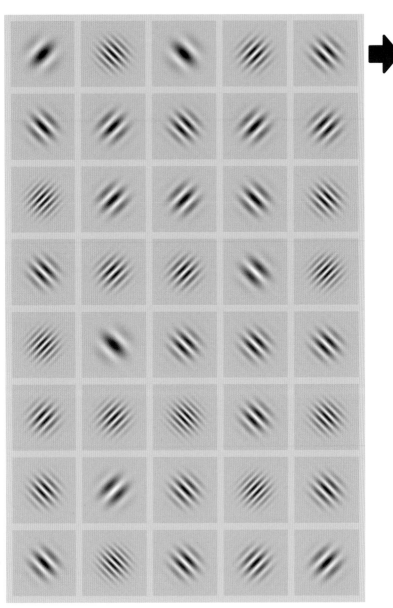

좌우 페이지의 줄무늬 모양이 다른 쪽으로만 이동할 수 있어요!

➡️에서 출발해서 ➡️로 도착하세요!

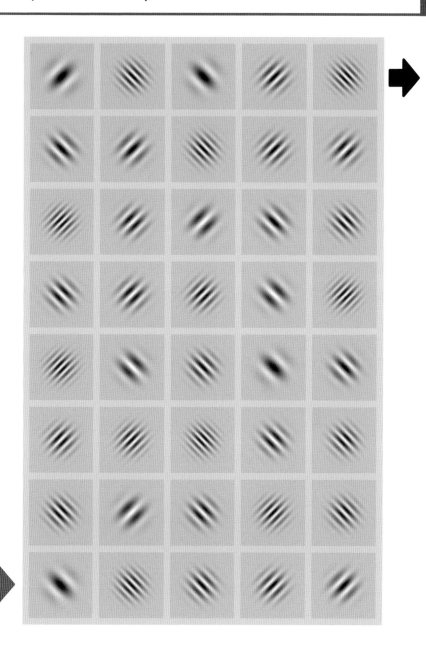

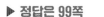

전원

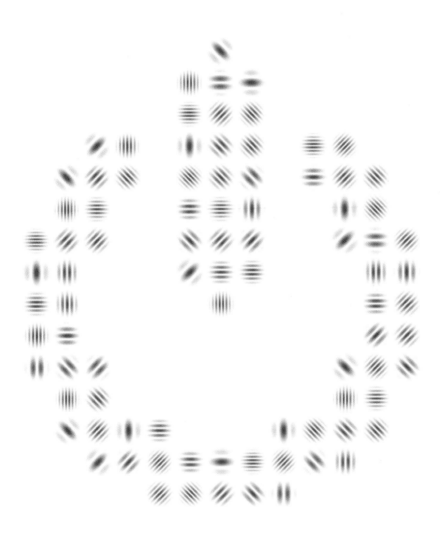

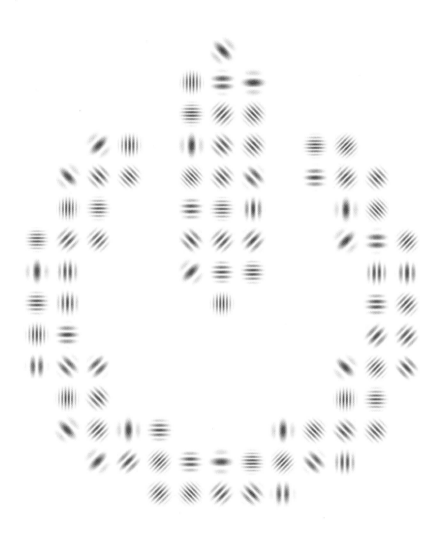

히라마쓰 선생의
알뜰지식

눈의 초롱초롱한 정도로 건강 상태를 알 수 있다고?

보통 만화에서 '이 사람이 얼마나 매력적인 인물인가'를 전달하고 싶을 때, 눈에 반짝이는 별 모양을 그려 넣는 경우가 많습니다. 그런데 눈이 맑고 반짝이는 건 의학적으로도 매우 이상적입니다. 나이가 들수록 눈이 건조해진다거나 녹내장, 백내장 같은 질환들로 문제가 생기면서 초롱초롱한 느낌은 사라지기 마련이거든요.

눈의 표면은 항상 눈물층으로 덮여 있는데, 그 눈물층이 정상적으로 기능하면 눈에 들어간 오염물질을 외부로 씻어서 흘려버리거나 건조를 막아줍니다. 또한 눈 표면이 울퉁불퉁하지 않고 거울처럼 매끈한 상태라면, 빛을 좀 더 깨끗하고 투명하게 반사할 수 있습니다. 반대로 눈 표면에 상처가 생기거나 눈이 건조해진다면, 빛을 제대로 반사할 수 없으니 반짝임도 잃게 됩니다.

"아기들 눈은 정말 초롱초롱하게 빛나!"라고 하는데 맞는 말입니다. 아직 세월이나 피로의 영향을 받지 않은 아기의 눈은 언제나 빛을 깨끗하게 반사하니까요. 그러니 눈의 건강을 지킨다면 항상 매력적이고 초롱초롱 빛나는 눈을 유지할 수 있겠지요.

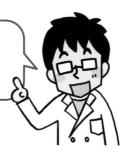

나이가 많아도
눈이 빛나면 좋잖아요!

PART 2

가보르 아이 2주 차

DAY 8 ~ DAY 14

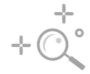

버섯 농장

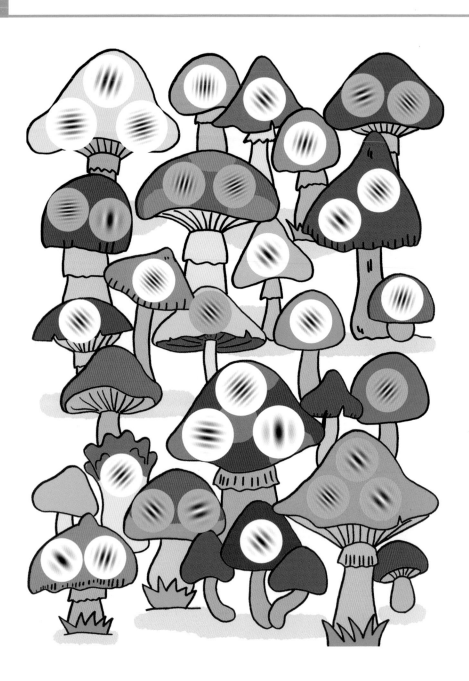

다른 것을 9개 찾아보세요!
이번에는 줄무늬 모양 말고도 다른 부분이 있습니다!

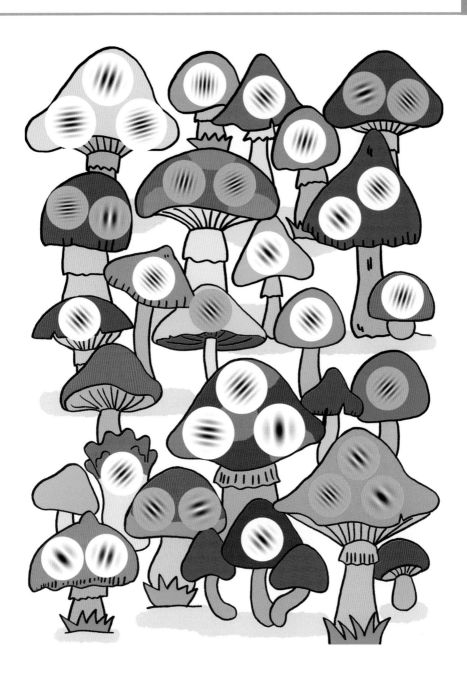

미로 탐험

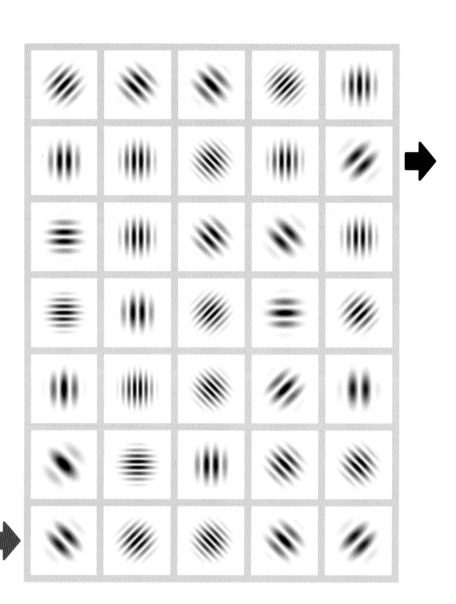

좌우 페이지의 줄무늬 모양이 다른 쪽으로만 이동할 수 있어요!
➡에서 출발해서 ➡로 도착하세요!

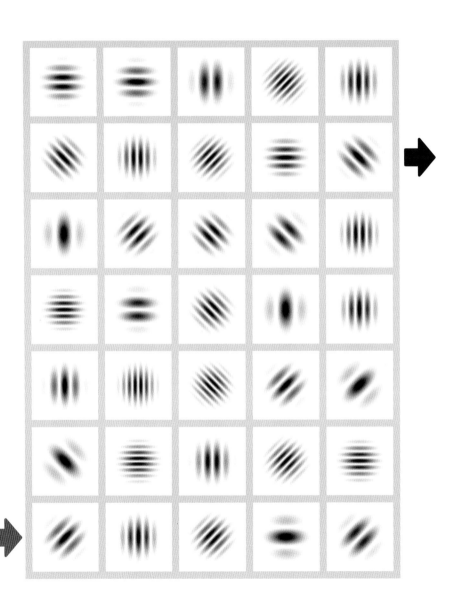

단검

줄무늬 모양이 다른 것을 2개 찾아보세요!

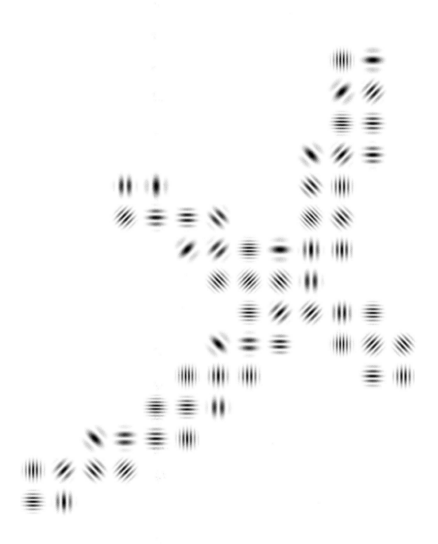

매화 위의 새

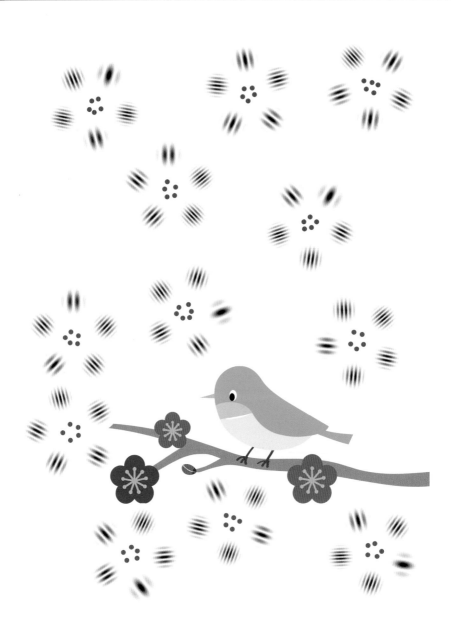

다른 것을 10개 찾아보세요!
이번에는 줄무늬 모양 말고도 다른 부분이 있습니다!

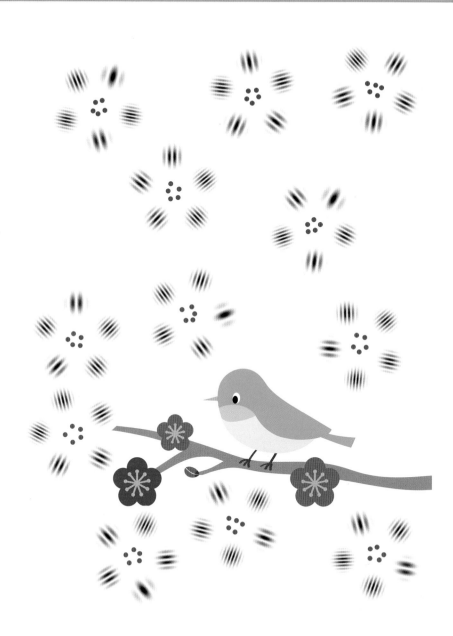

미로 탐험

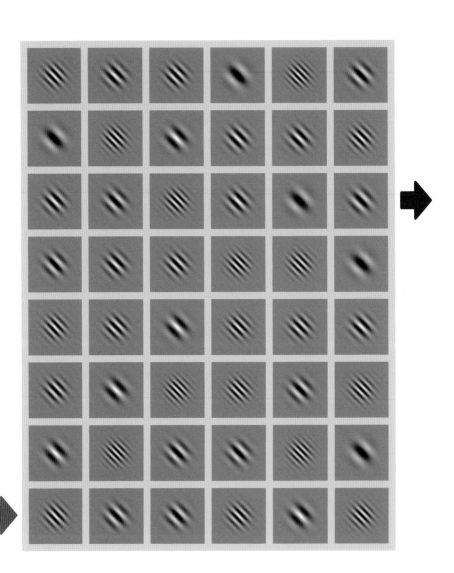

좌우 페이지의 줄무늬 모양이 다른 쪽으로만 이동할 수 있어요!
➡️에서 출발해서 ➡️로 도착하세요!

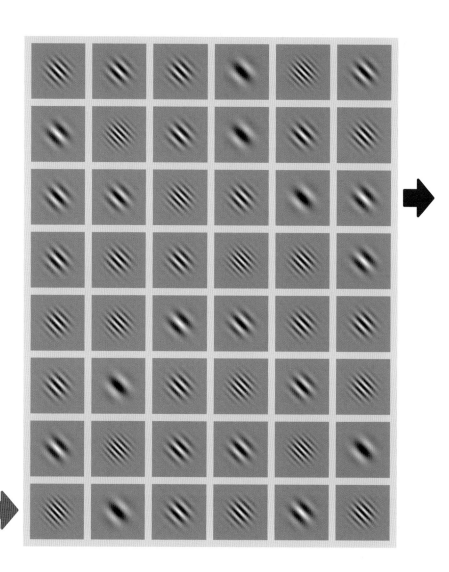

알파벳 'A'

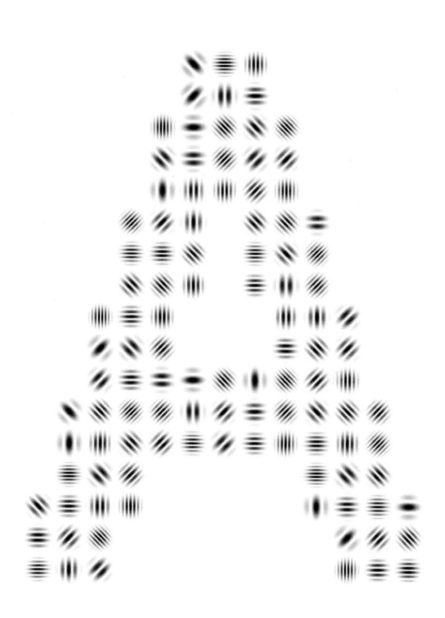

바둑

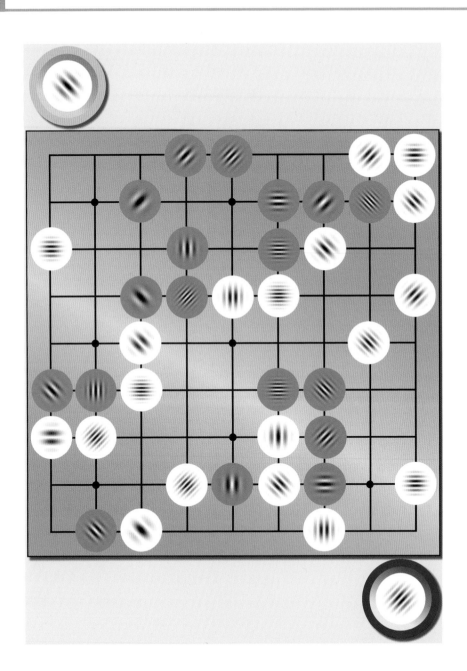

다른 것을 9개 찾아보세요!
이번에는 줄무늬 모양 말고도 다른 부분이 있습니다!

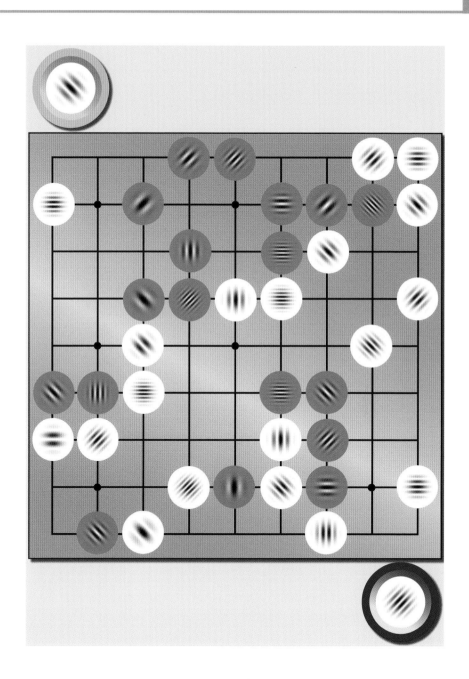

히라마쓰 선생의
알뜰지식

닮은 듯 다른 '눈의 피로'와 '안정피로'

눈의 피로는 잠을 자거나 쉬면 낫지만, 안정피로眼精疲勞는 잠을 자도 낫지 않습니다. 눈에 불쾌감이 느껴졌을 때 자고 일어났더니 괜찮아졌다면, 그건 단순히 눈의 피로입니다. 하지만 아무리 잠을 자고 쉬어도 계속해서 불쾌감이 남아있다면, 안정피로를 의심해야 합니다.

안정피로는 눈의 피로나 통증뿐 아니라, 두통, 어깨결림, 무기력 등 다양한 증상을 일으킵니다. 그뿐만 아니라 눈의 노화도 가속되어 치매 발병의 위험을 높일 가능성도 있습니다. '피로'라는 단어 때문에 "심각한 병은 아니겠지." 하고 가볍게

넘기기 쉬운데, 사실 위험성을 경고하는 아주 중요한 증상입니다. 가보르 아이는 안정피로에도 효과가 있으니 꼭 습관처럼 써먹길 바랍니다.

안정피로의 증상은 눈 안쪽이 아프거나 머리가 욱신거리는 등 편두통과 유사합니다. 두통약을 먹어도 낫지 않거나, 잠을 푹 자도 경과가 좋지 않다면 안정피로가 원인일 수도 있습니다.

안정피로의 원인은 의외로 가까운 곳에 있습니다. 안경이나 콘택트렌즈의 도수가 잘 맞는지, 혹은 스마트폰, 컴퓨터의 사용 시간이 너무 길지 않은지 확인해보세요. 눈의 과부하를 없애지 않으면 근본적인 해결이 어렵고, 안정피로를 유발하는 생활을 계속한다면 실명이라는 최악의 사태를 낳을지도 모릅니다.

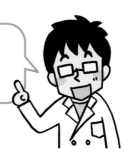

안정피로는 만병의 근원!
절대로 방치하지 마세요

PART 3

가보르 아이
3주 차

DAY 15 ~ DAY 21

미로 탐험

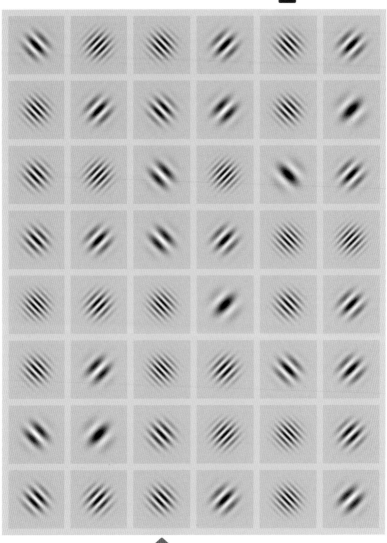

좌우 페이지의 줄무늬 모양이 다른 쪽으로만 이동할 수 있어요!
에서 출발해서 로 도착하세요!

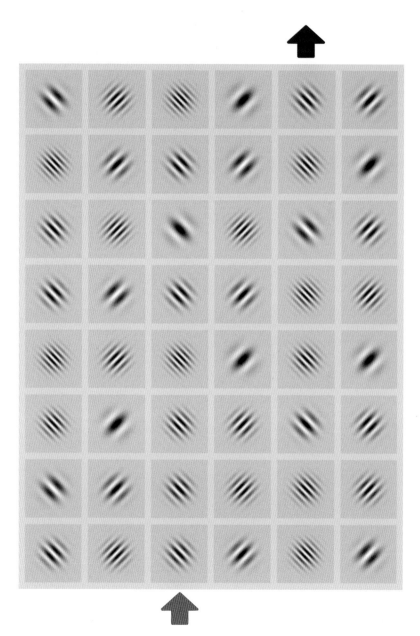

음표

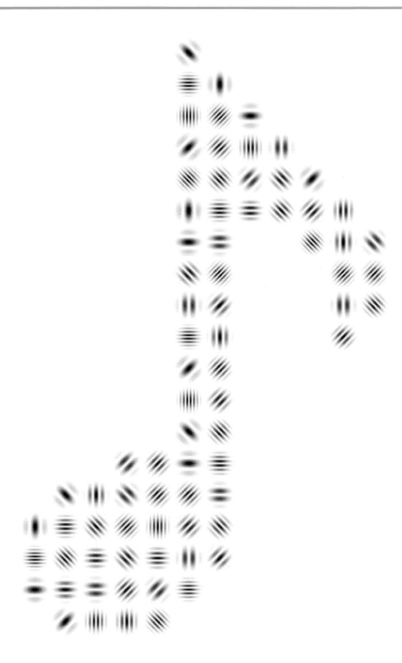

줄무늬 모양이 다른 것을 3개 찾아보세요!

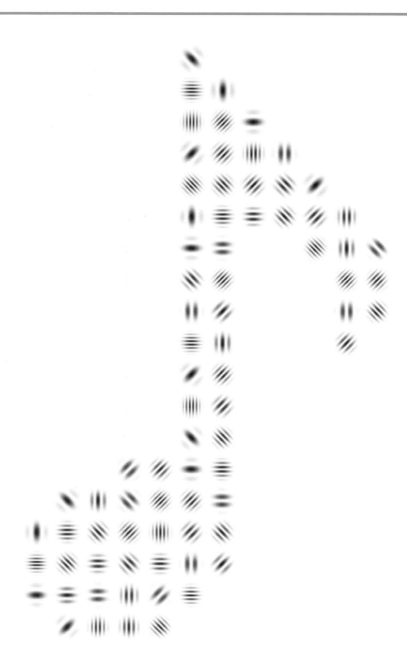

안경

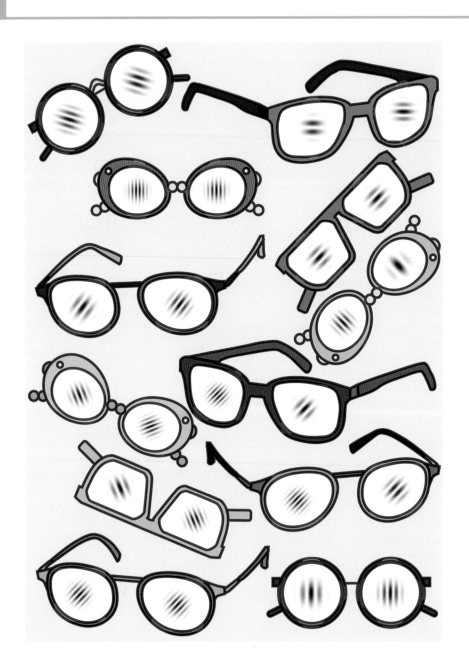

다른 것을 8개 찾아주세요.
이번에는 줄무늬 모양 말고도 다른 부분이 있습니다!

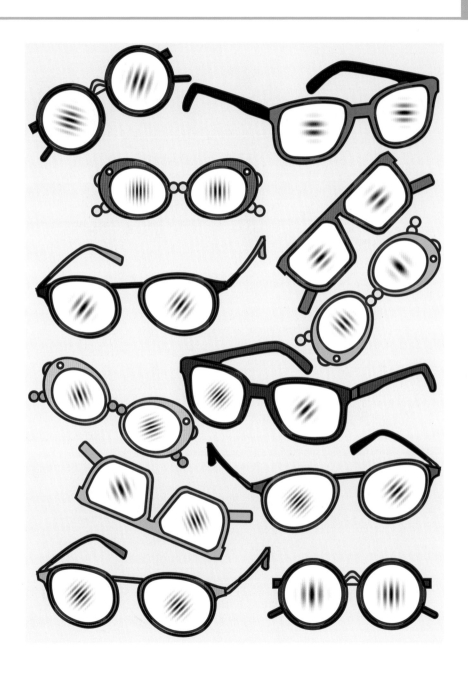

▶ 정답은 102쪽   67

미로 탐험

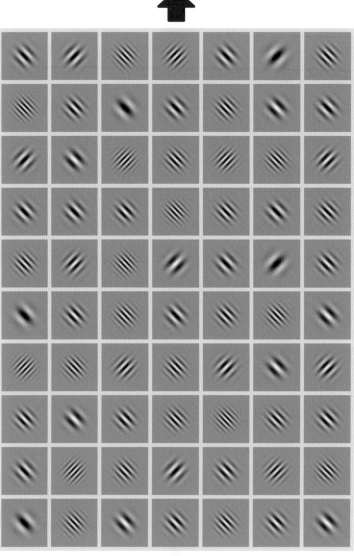

좌우 페이지의 줄무늬 모양이 다른 쪽으로만 이동할 수 있어요!
에서 출발해서 **로 도착하세요!**

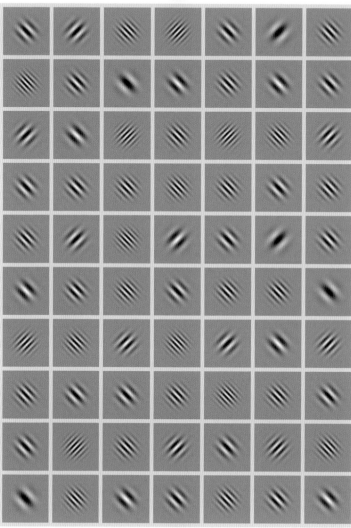

버섯

줄무늬 모양이 다른 것을 3개 찾아보세요!

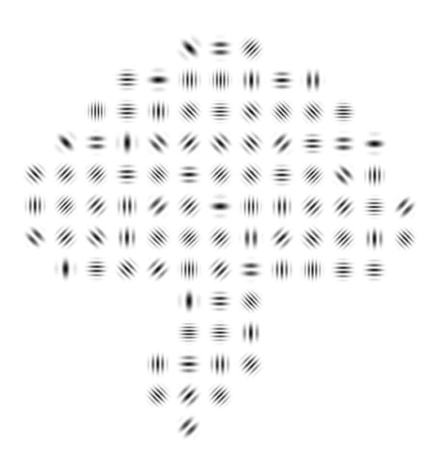

저글링하는 피에로

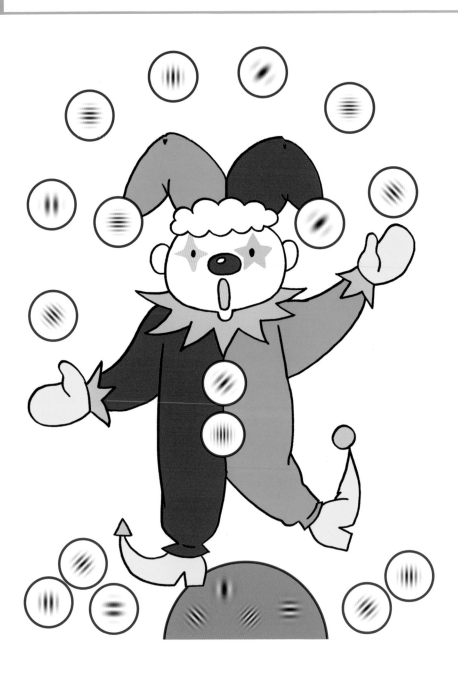

다른 것을 8개 찾아보세요!
이번에는 줄무늬 모양 말고도 다른 부분이 있습니다!

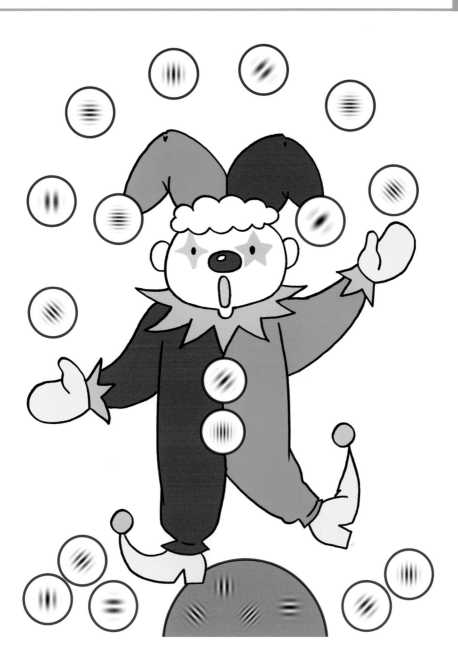

▶ 정답은 102쪽

미로 탐험

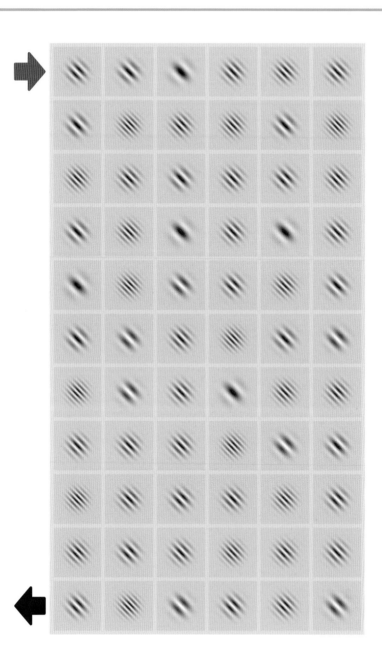

좌우 페이지의 줄무늬 모양이 다른 쪽으로만 이동할 수 있어요!

➡로 들어가서 ⬅까지 진행하세요!

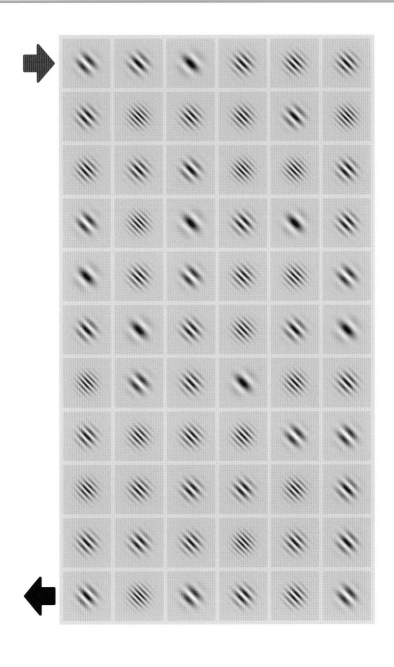

▶ 정답은 103쪽

COLUMN 3

히라마쓰 선생의
알뜰지식

나안시력은 시시각각 변화한다!

건강할 때와 피곤할 때, 사물의 선명도가 다르게 보이는 이유는 뭘까요? 시력에는 두 가지가 있습니다. 안경이나 콘택트렌즈를 착용했을 때의 '교정시력'과 착용하지 않을 때의 '나안시력'입니다. 그중 나안시력은 눈의 피로도에 따라 달라지기도 하는데요. 하루 중에서도 아침과 저녁이 다르고, 평일과 주말에도 차이를 보입니다.

그러니 이 책의 특별부록에서 나안시력을 체크할 때, 결과에 일희일비할 필요가 전혀 없습니다. 당장 시력이 좋지 않게 나왔다고 해서 눈이 나빠졌다고 단정 지을 수 없기 때문입니다. 이유는 다양합니다. 눈의 피로일 수도 있고, 초점을 맞추는 기능이 일시적으로 떨어졌을 수도 있습니다. 예를 들면 장시간 운전이나 컴퓨터 작업을 한 후, 방금까지 잘 보이던 것이 뿌옇게 보이는 경험은 누구나 있지 않나요? 그럴 때는 충분히 휴식한다면 원래대로 돌아옵니다.

40~50대 중년은 석양 노안, 주말 노안 등 시간대에 따라 증상이 편차를 보이기도 합니다. 특히 눈을 혹사한 날이나 주중에는 시력이 현저하게 나빠지기도 하지요. 그럴 때는 초조해하지 말고 충분히 쉬어주면 됩니다. 휴식을 취하지 않고 눈의 피로를 축적한다면, 잠을 자도 낫지 않는 안정피로로 이어질 수 있으니 주의하세요.

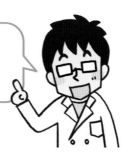

초기 노안은 충분히
예방할 수 있습니다!

PART 4

가보르 아이
4주 차

DAY 22 ~ DAY 28

하트

줄무늬 모양이 다른 것을 2개 찾아보세요!

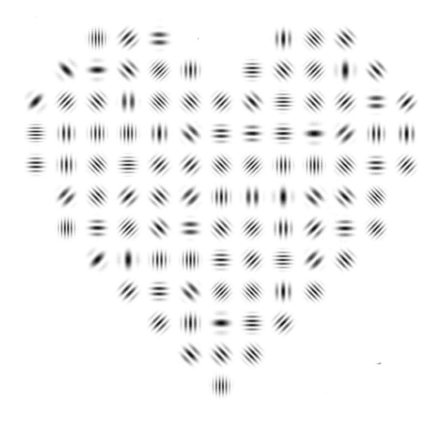

토끼 모양 눈사람

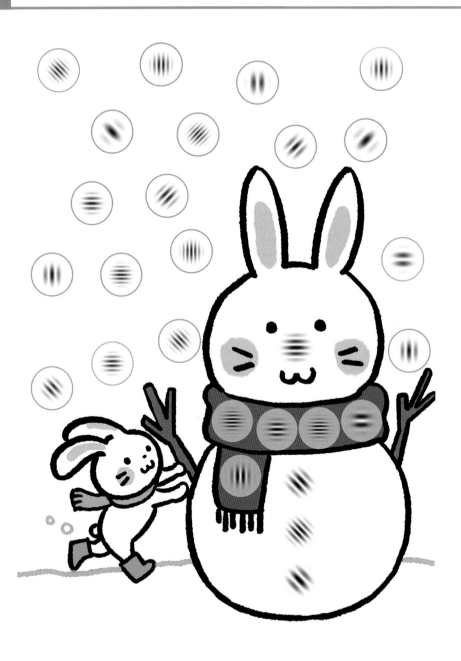

줄무늬 모양이 다른 것을 7개 찾아보세요!

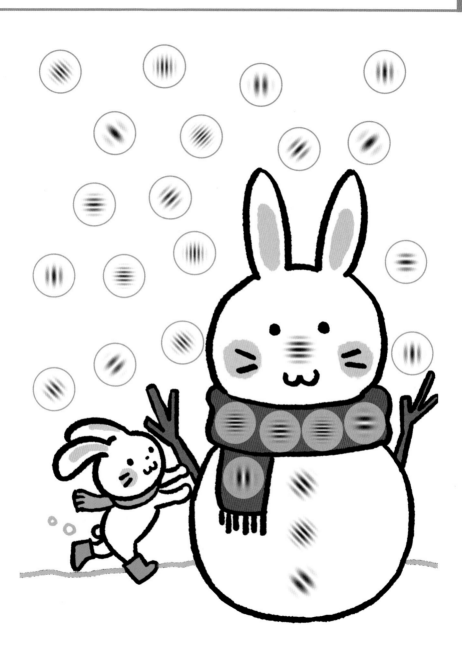

▶ 정답은 103쪽

미로 탐험

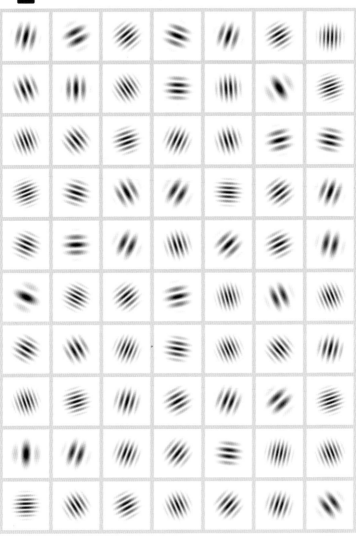

좌우 페이지의 줄무늬 모양이 다른 쪽으로만 이동할 수 있어요!
로 들어가서 까지 진행하세요!

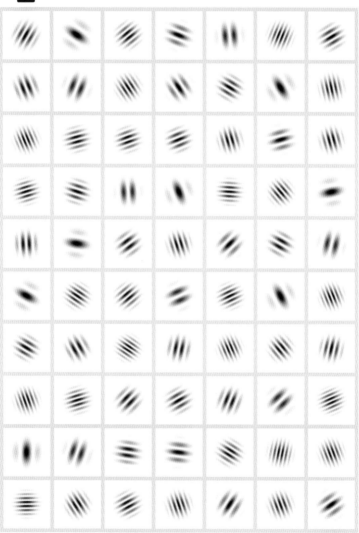

토끼 얼굴

줄무늬 모양이 다른 것을 3개 찾아보세요!

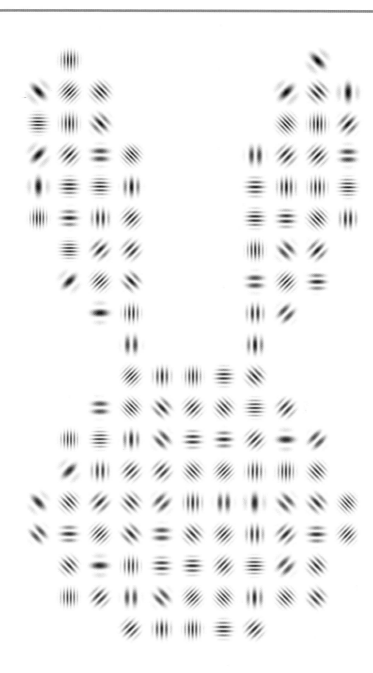

▶ 정답은 104쪽

미로 탐험

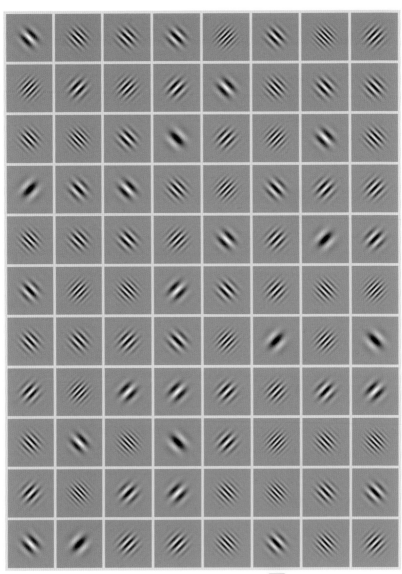

좌우 페이지의 줄무늬 모양이 다른 쪽으로만 이동할 수 있어요!
➡️로 들어가서 ⬇️까지 진행하세요!

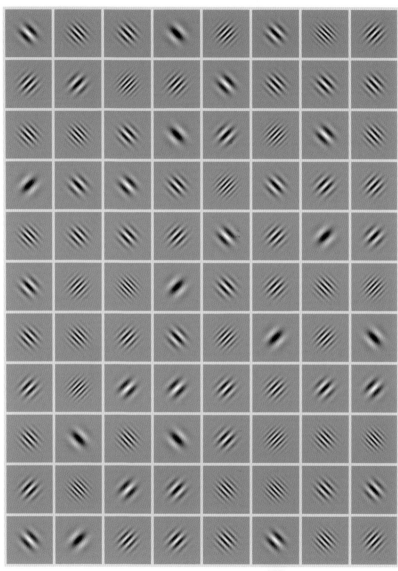

가로등

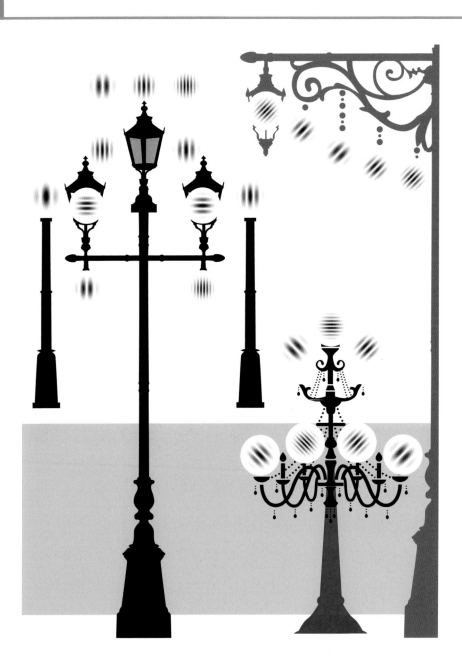

다른 것을 6개 찾아보세요!
이번에는 줄무늬 모양 말고도 다른 부분이 있습니다!

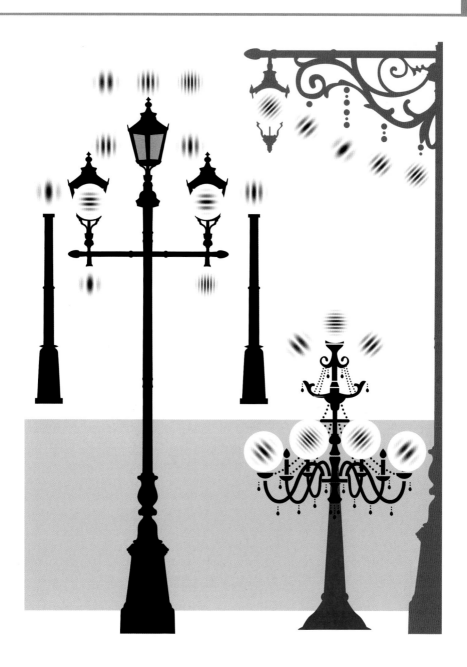

미로 탐험

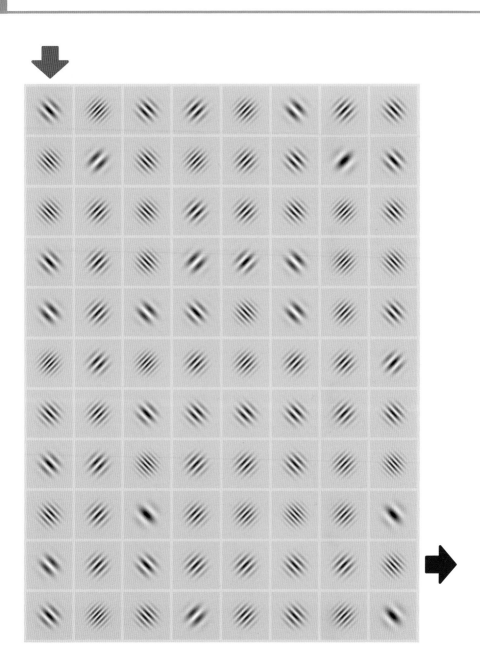

좌우 페이지의 줄무늬 모양이 다른 쪽으로만 이동할 수 있어요!
에서 시작해서 ➡ 로 도착하세요!

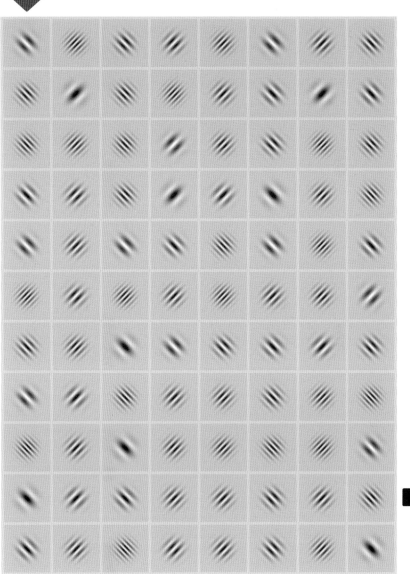

히라마쓰 선생의
알뜰지식

눈과 마음의 신비로운 관계

마음의 상태는 눈을 보면 알 수 있습니다. 좋아하는 사람 앞에서는 동공이 확장되지만, 반대로 관심 없는 사람 앞이라면 축소되는 것처럼요. 그거 아세요? 동공이 열려 있다면 사람은 훨씬 매력적으로 보이기 마련입니다. 그래서 분위기 좋은 레스토랑이나 술집에서는 동공이 열리도록 일부러 어두운 분위기를 연출하기도 한답니다.

자율신경은 몸과 마음의 균형을 자동으로 조정하는 만큼, 눈과도 밀접한 관계가 있습니다. 자율신경은 낮의 흥분상태에서 우위를 차지하는 '교감신경'과 밤의 편안한 상태에서 우위를 점하는 '부교감신경'으로 이루어져 있습니다. 자율신경의 균형이 깨지면, 수면 사이클이 무너지거나, 위장 컨디션이 나빠지기도 하고, 두통이나 어깨결림이 심해지는 등 건강상 모든 면에서 삐걱거리게 됩니다.

당연히 눈도 예외는 아니겠죠. 자율신경이 흐트러지면 초점 조절이 잘 안 되고, 심한 경우에 근시나 녹내장이 발병하기도 합니다. 자율신경에 이상이 생길 정도의 과도한 스트레스나 수면 부족은 시력 저하에도 깊은 영향을 미칩니다. 그러니 눈과 마음에도 깊은 연관성이 있다고 할 수 있겠네요. 신비롭지 않나요?

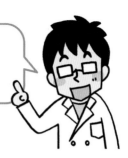

눈은 입처럼 모든 걸
말할 때도 있답니다!

PART 5

정답

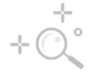

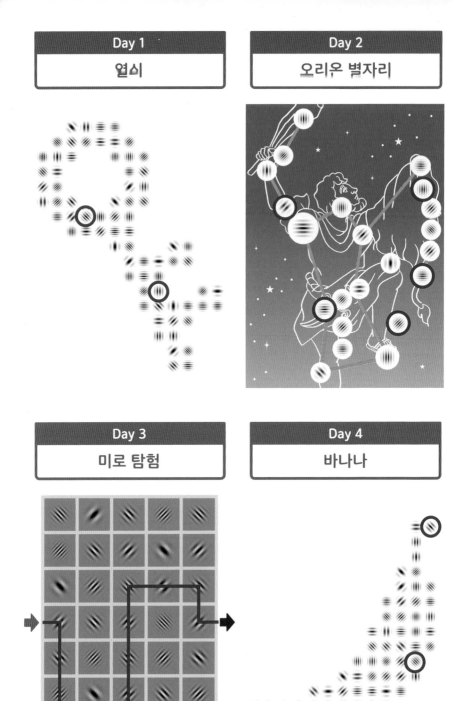

Day 1
열쇠

Day 2
오리온 별자리

Day 3
미로 탐험

Day 4
바나나

Day 5
포도

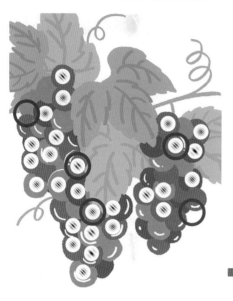

Day 6
미로 탐험

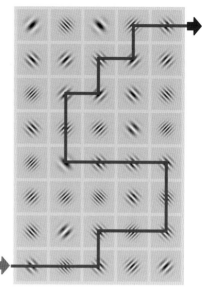

Day 7
전원

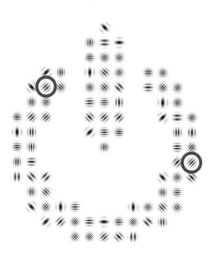

Day 8
버섯 농장

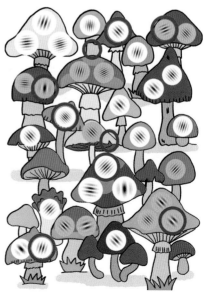

Day 9
미로 탐험

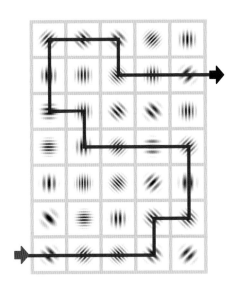

Day 10
단검

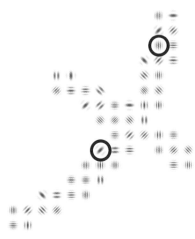

Day 11
매화 위의 새

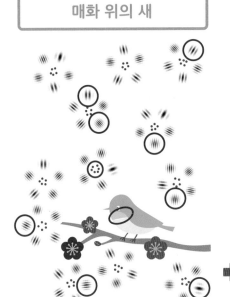

Day 12
미로 탐험

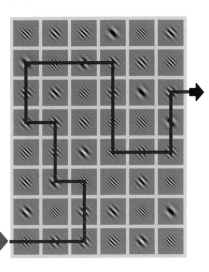

Day 13
알파벳 'A'

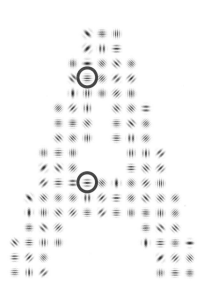

Day 14
바둑

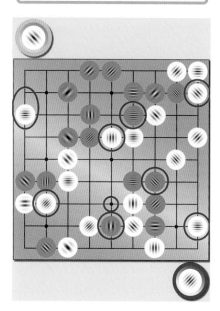

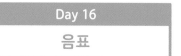

Day 15
미로 탐험

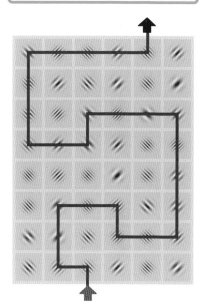

Day 16
음표

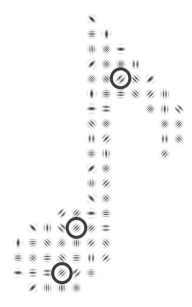

Day 17
안경

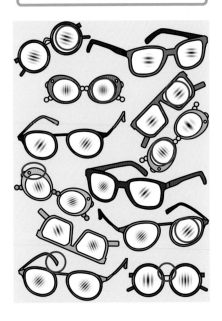

Day 18
미로 탐험

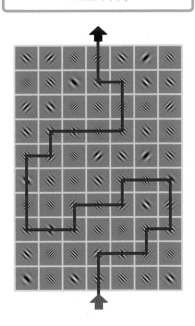

Day 19
버섯

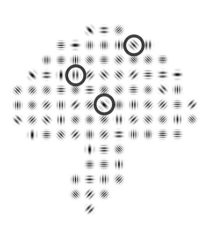

Day 20
저글링 하는 피에로

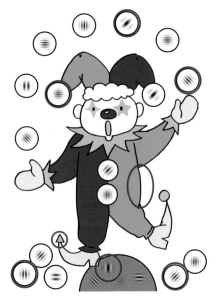

Day 21
미로 탐험

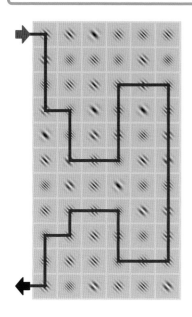

Day 22
하트

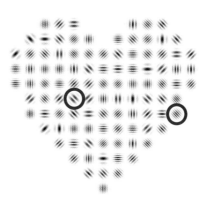

Day 23
토끼 모양 눈사람

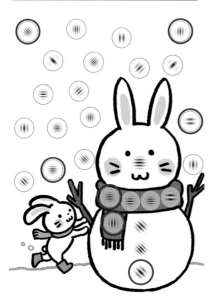

Day 24
미로 탐험

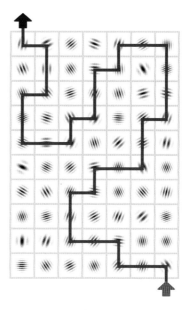

Day 25
토끼 얼굴

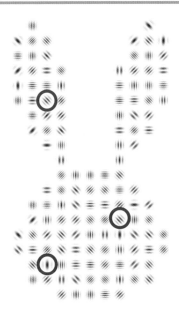

Day 26
미로 탐험

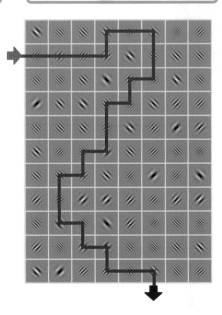

Day 27
가로등

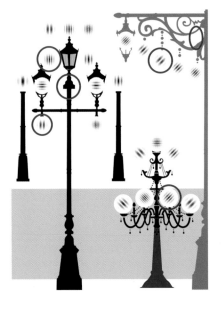

Day 28
미로 탐험

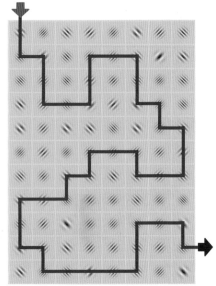

PART 6

눈은 얼마든지
젊어질 수 있다

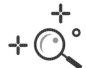

눈이 더 젊어지는 비법①

건강한
시력 교정기구 사용법

평생 시력을 잃지 않는 안경, 콘택트렌즈 사용법

시력이 더 나빠지지 않으려면, 본인과 잘 맞는 시력 교정기구를 찾는 것이 중요합니다. '노안용 안경을 너무 빨리 착용하면 오히려 노안이 더 빨리 진행된다'라는 말이 있는데, 꼭 그런 건 아닙니다. 중요한 건 올바른 교정기구를 선택하는 거거든요.

원칙적으로는 콘택트렌즈보다 안경이 눈에 더 안정적입니다. 렌즈가 좋지 않은 이유는 안구를 덮는 구조상 각막에 산소가 부족해져 안구건조증을 일으키기 쉽기 때문입니다. 또한 각막내피세포처럼 중요한 세포가 사멸하기 쉽습니다. 이 세포가 극단적으로 줄어들면, 정작 안과 질환으로 수술을 받아야

할 때 수술 자체가 불가능해질 수도 있습니다. 그뿐만 아니라 장기간 콘택트렌즈를 착용하면 눈꺼풀이 처질 수 있다는 것은 이미 알려진 사실이지요. 그러니 콘택트렌즈를 사용하더라도 너무 오랜 시간 착용하지 않도록 주의하길 바랍니다.

안경이나 콘택트렌즈를 선택할 때 가장 중요한 것은 전문의에게 진료받아야 한다는 점입니다. 운전용, 일상용, 업무용처럼 용도를 구분하는 것도 좋습니다. 예를 들어 잘 보이는 정도가 적당한 운전용 안경을 맞추었는데 그 안경을 일상에서 사용한다면, 도수가 너무 높아서 눈과 어깨에 피로감이 생깁니다. 콘택트렌즈도 마찬가지입니다. 특히 고령이 되어 가까운 거리의 초점도 잘 맞지 않을 때는 안경으로 바꾸는 것을 추천합니다. 물론 가능하다면 전문의와 상담을 하는 게 가장 좋겠지요.

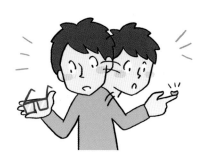

녹내장, 백내장 예방법

노후의 '눈'에 관한 의외의 사실

녹내장은 안압이 높아지는 등 시신경이 손상되어 시야에 결손이 생기는 질환입니다. 특히 고혈압, 저혈압, 당뇨병, 근시 등의 질환이 있는 사람들에게 발병하기 쉽습니다. 과도한 스트레스도 녹내장으로 이어질 수 있으니 주의해야 합니다.

또한 음주와 흡연은 백해무익합니다. 사실 음주는 시신경에 악영향을 미치지만, 도가 지나친 과음만 아니면 큰 문제는 되지 않습니다. 흡연은 망막의 혈류량을 줄이는 작용을 하므로, 피하는 것이 좋습니다.

백내장은 눈 속의 렌즈라고 하는 수정체가 하얗게 혼탁해져서 시력이 저하되는 질환입니다. 가장 흔한 원인은 노화입니다. 백내장은 한마디로 '빛에 의한 장해'이기 때문에, 자극이 강한 빛을 피하면 됩니다. 챙이 넓은 모자나 선글라스 등으로 눈을 보호하세요. 눈을 물리적인 손상으로부터 지키는 것이 중요합니다.

음식으로는 당화물을 피하는 것이 좋습니다. 탄 음식을 주의하라는 뜻입니다. 굽는 것보다는 찌는 것이 바람직합니다. 우리 몸의 산화를 막아주는 항산화작용에 도움이 되는 식재료를 풍부하게 섭취하는 것도 추천합니다. 당근, 시금치, 브로콜리, 옥수수, 빨간 파프리카, 감자, 키위, 호박, 아몬드, 새우, 연어 같은 음식을 통해 눈 질환을 예방할 수 있습니다. 추천한 어떤 음식이든 괜찮습니다. 평소 좋아하던 음식이라면 꾸준히 찾아드세요. 노안 방지에 도움이 되어줄 겁니다.

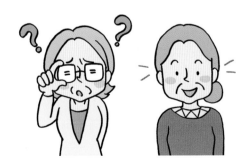

참고문헌

1   Camilleri R, Pavan A, Ghin F, Campana G., "Improving myopia via perceptual learning: is training with lateral masking the only (or the most) efficacious technique?", Atten Percept Psychophys. 2014 Nov;76(8):2485–94.

2   Durrie D, McMinn PS., "Computer-based primary visual cortex training for treatment of low myopia and early presbyopia.", Trans Am Ophthalmol Soc., 2007;105:132–8.

3   Polat U., "Making perceptual learning practical to improve visual functions.", Vision Res. 2009;49(21):2566–73.

4   Polat U, Schor C, Tong JL, Zomet A, Lev M, Yehezkel O, Sterkin A, Levi DM., "Training the brain to overcome the effect of aging on the human eye.", Sci Rep. 2012;2:278.

5   DeLoss DJ, Watanabe T, Andersen GJ., Improving vision among older adults: behavioral training to improve sight., Psychol Sci. 2015 Apr;26(4):456–66.

6   Sterkin A, Levy Y, Pokroy R, Lev M, Levian L, Doron R, Yehezkel O, Fried M, Frenkel–Nir Y, Gordon B, Polat U., "Vision improvement in pilots with presbyopia following perceptual learning.", Vision Res. 2017: S0042–6989(17)30205–5.

7   Yehezkel O, Sterkin A, Lev M, Levi DM, Polat U., "Gains following perceptual learning are closely linked to the initial visual acuity.", Sci Rep. 2016 Apr 28;6:25188.

8   Huurneman B, Boonstra FN, Cox RF, van Rens G, Cillessen AH., "Perceptual learning in children with visual impairment improves near visual acuity.", Invest Ophthalmol Vis Sci. 2013 Sep 17;54(9):6208–16.

9   Sabel BA, Gudlin J., "Vision restoration training for glaucoma: a randomized clinical trial.", JAMA Ophthalmol. 2014 Apr 1;132(4):381–9.

10   Gudlin J, Mueller I, Thanos S, Sabel BA. "Computer based vision restoration therapy in glaucoma patients: a small open pilot study.", Restor Neurol Neurosci. 2008;26(4–5):403–12.

11   Sabel BA, Henrich–Noack P, Fedorov A, Gall C., "Vision restoration after brain and retina damage: the 'residual vision activation theory'", Prog Brain Res. 2011;192:199–262.

12   Global Prevalence of Myopia and High Myopia and Temporal Trends from 2000 through 2050 Holden BA et al. Ophthalmology. 2016 ;123(5):1036–42.

3분만 바라보면 눈이 젊어진다

2024년 7월 24일 초판 1쇄 발행 | 2024년 8월 20일 14쇄 발행

지은이 히라마쓰 루이　**옮긴이** 김윤희
펴낸이 이원주, 최세현　**경영고문** 박시형

책임편집 류지혜　**디자인** 윤민지
기획개발실 강소라, 김유경, 강동욱, 박인애, 이채은, 조아라, 최연서, 고정용, 박현조
마케팅실 양근모, 권금숙, 양봉호, 이도경　**온라인홍보팀** 신하은, 현나래, 최혜빈
디자인실 진미나, 정은예　**디지털콘텐츠팀** 최은정　**해외기획팀** 우정민, 배혜림
경영지원실 홍성택, 강신우, 김현우, 이윤재　**제작팀** 이진영
펴낸곳 (주)쌤앤파커스　**출판신고** 2006년 9월 25일 제406-2006-000210호
주소 서울시 마포구 월드컵북로 396 누리꿈스퀘어 비즈니스타워 18층
전화 02-6712-9800　**팩스** 02-6712-9810　**이메일** info@smpk.kr

ⓒ 히라마쓰 루이(저작권자와 맺은 특약에 따라 검인을 생략합니다)
ISBN 979-11-6534-983-7 (03510)

쌤앤파커스(Sam&Parkers)는 독자 여러분의 책에 관한 아이디어와 원고 투고를 설레는 마음으로 기다리고 있습니다. 책으로 엮기를 원하는 아이디어가 있으신 분은 이메일 book@smpk.kr로 간단한 개요와 취지, 연락처 등을 보내주세요. 머뭇거리지 말고 문을 두드리세요. 길이 열립니다.

근시 측정용 '원거리 시력 검사표'

노안 측정용 '근거리 시력 검사표'

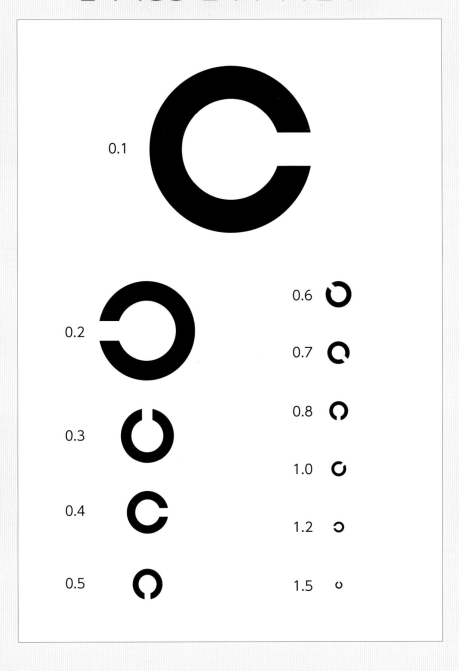

0.1			
0.2		0.6	
		0.7	
		0.8	
0.3		1.0	
		1.2	
0.4			
0.5		1.5	

0.1			
0.2			
0.3			
0.4			
0.5			
0.6			
0.7			
0.8			
0.9			
1.0			

시력검사 하는 법

0.1	O	C	O
0.2	c	o	o
0.3	o	o	o
0.4	o	o	o
0.5			
0.6			
0.7			
0.8			
0.9			
1.0			

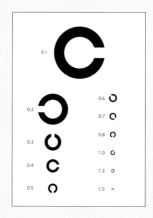

노안 측정용 '근거리 시력 검사표'

• 30cm 떨어진 곳에서 시력 검사표를 바라봅니다.

• 동그라미의 열린 부분이 어디인지, 보이는지 안 보이는지를
  확인합니다. 열린 부분이 보이는 가장 작은 동그라미에 해
  당하는 숫자가 시력입니다.

• 오른쪽 눈, 왼쪽 눈, 양쪽 눈을 각각 확인하세요.

• 안경이나 콘택트렌즈는 착용한 채로 측정해도 괜찮습니다.
  다만 돋보기는 벗어주세요.

근시 측정용 '원거리 시력 검사표'

• 3m 떨어진 곳에서 시력 검사표를 바라봅니다.

• 동그라미의 열린 부분이 어디인지, 보이는지 안 보이는지를
  확인합니다. 열린 부분이 보이는 가장 작은 동그라미에 해
  당하는 숫자가 시력입니다.

• 오른쪽 눈, 왼쪽 눈, 양쪽 눈을 각각 확인하세요.

• 안경이나 콘택트렌즈는 반드시 벗어주세요.

• 검사표를 벽에 붙여두면 더 편리하게 사용할 수 있습니다.